BEI GRIN MACHT SICH IHR WISSEN BEZAHLT

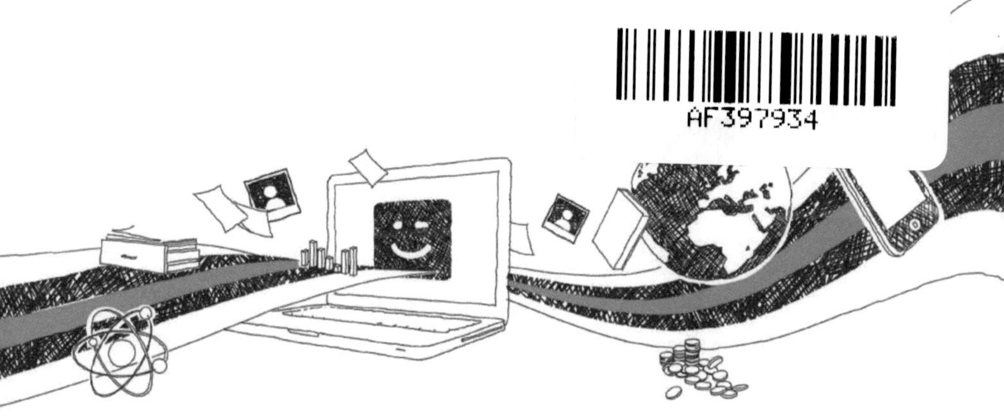

- Wir veröffentlichen Ihre Hausarbeit,
  Bachelor- und Masterarbeit

- Ihr eigenes eBook und Buch -
  weltweit in allen wichtigen Shops

- Verdienen Sie an jedem Verkauf

Jetzt bei www.GRIN.com hochladen
und kostenlos publizieren

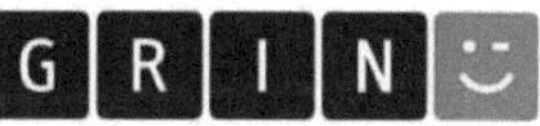

Intervention zur Prävention von Rückenleiden bei Arbeitnehmern in der Zahnarztpraxis

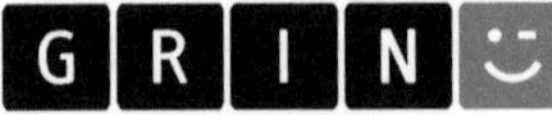

Bibliografische Information der Deutschen Nationalbibliothek:

Die Deutsche Nationalbibliothek verzeichnet diese Publikation in der Deutschen Nationalbibliografie; detaillierte bibliografische Daten sind im Internet über http://dnb.d-nb.de abrufbar.

ISBN: 9783963558627

Dieses Buch ist auch als E-Book erhältlich.

© GRIN Publishing GmbH
Trappentreustraße 1
80339 München

Druck und Bindung: Books on Demand GmbH, Norderstedt Germany
Gedruckt auf säurefreiem Papier aus verantwortungsvollen Quellen

Das vorliegende Werk wurde sorgfältig erarbeitet. Dennoch übernehmen Autoren und Verlag für die Richtigkeit von Angaben, Hinweisen, Links und Ratschlägen sowie eventuelle Druckfehler keine Haftung.

Das Buch bei GRIN: https://www.grin.com/document/1449333

FOM Hochschule für Oekonomie & Management

Hochschulzentrum Hamburg

Seminararbeit

im Studiengang Gesundheitspsychologie & Medizinpädagogik

über das Thema

Intervention zur Prävention von Rückenleiden bei Arbeitnehmern in der Zahnarztpraxis

Abgabedatum: 29-01-2020

Inhaltsverzeichnis

1. Abkürzungsverzeichnis

RKI = Robert Koch Institut

IMA = Intervention-Mapping-Ansatz

IQWiG = Institut für Qualität und Wirtschaftlichkeit im Gesundheitswesen

2. Bedarfsanalyse

„Rückenschmerzen zählen zu den häufigsten Beschwerden in der Bevölkerung." (Robert Koch Institut = RKI, 2015, S. 69). So fand das Robert Koch Institut anhand einer Rückenschmerzstudie beispielsweise heraus, dass ein Anteil von 85% der Bevölkerung schon mindestens einmal an Beschwerden im Bereich des Rückens und sogar bis zu 25% an chronischem Rückenleiden („seit Monaten anhaltende Kreuzschmerzen" (Institut für Qualität und Wirtschaftlichkeit im Gesundheitswesen = IQWiG , 2012, S. 3)) litt (vgl. RKI, 2015, S. 69).

Doch was sind Rückenschmerzen überhaupt genau?

Rückenschmerzen, oder auch Kreuzschmerzen genannt, sind Schmerzen im Bereich der Lendenwirbelsäule, welche sich im unteren Bereich des Rückens befindet. Begrenzt wird dieser Bereich kaudal durch die Hüfte und kranial durch den Ansatz der Rippen (vgl. IQWiG, 2012, S.3).

Arbeitsbedingt können Rückenschmerzen allerdings auch im mittleren oder im oberen Rücken im Bereich der Brust- und Halswirbelsäule auftreten und bis zum Nacken hin reichen (vgl. Fritsch, 2019, o. S.).

Abgesehen von Rückenschmerzen, die durch Verletzungen, Brüche oder andere vorangegangene Krankheiten entstanden sind, gibt es viele Fälle in denen Rückenschmerzen keine spezifische Ursache haben. Risikofaktoren sind unter anderem Muskelverspannungen und Bewegungsmangel, der mit einer schwachen Rumpfmuskulatur verbunden ist, aber auch Fehlbelastungen, welche häufig durch langes Sitzen oder unvorteilhafte Haltungen über einen längeren Zeitraum entstehen (vgl. IQWiG, 2012, S. 4). Viele Menschen kennen dieses von ihrem Job. Im Büro wird lange auf vermutlich ergonomisch nicht optimal eingestellten Stühlen an einem Schreibtisch gesessen, welcher vorrausichtlich auch nicht den aktuellsten Ansprüchen entspricht. Im Bereich der Pflege müssen nicht selten Patienten gelagert oder umgesetzt werden, was nicht rückenschonend ist und auch in der Zahnarztpraxis müssen Zahnärzte und Fachangestellte ebenfalls häufig unangenehme Körperhaltungen einnehmen, um optimal im Mund des Patienten behandeln zu können.

Krankschreibungen aufgrund von Rückenbeschwerden kommen somit immer häufiger vor. Die DAK Gesundheit teilte in ihrem Gesundheitsreport von 2018 mit, dass

„Rückenschmerzen die zweithäufigste Einzeldiagnose für Krankschreibungen [waren]" (DAK Gesundheit, 2018, S. 1) und dadurch in etwa 35 Millionen Fehltage verzeichnet wurden (vgl. DAK Gesundheit, 2018, S. 1).

Durch Beschwerden des Muskel- und Skelettsystems wird nicht nur die körperliche Funktionstüchtigkeit, sondern auch das aktive Teilnehmen am Alltag und im Beruf sehr eingeschränkt (vgl. RKI, 2015, S. 73). Besonders in medizinischen Bereichen ist es wichtig, dass Angestellte beschwerdefrei ihrer Arbeit nachgehen, denn es ist nur gesunden Mitarbeitern möglich, Patienten adäquat zu behandeln (vgl. Hanssen, 2019, S. 9).

Da also gerade auf diesem Gebiet ein hoher Risikofaktor besteht, wurde diese Intervention zur Prävention von Rückenleiden bei Arbeitnehmern in einer Zahnarztpraxis entwickelt. Das Konzept ist vor allem für die Angestellten im Bereich der Stuhlassistenz und Prophylaxe ausgelegt. Die Intervention stellt keine Therapie für Menschen mit chronischen und schweren Rückenschmerzen dar. Diese sollten von einem Arzt behandelt werden. Sie ist an Personen gerichtet, die hin und wieder über Beschwerden, vor allem am Ende des Arbeitstages, klagen oder einfach an Personen, die arbeitsbedingten Rückenbeschwerden vorbeugen wollen.

Ziel dieser Intervention soll es sein, das Arbeitsumfeld rückenfreundlicher zu gestalten, Rückenschmerzen vorzubeugen und innerhalb, sowie außerhalb der Arbeit mehr Bewegung zu integrieren. Außerdem soll mit gezielten Übungen Verspannungen entgegengewirkt werden, um so insgesamt eine gesunde und gemeinsame Grundhaltung in die Praxis zu bringen, möglichst wenig krankheitsbedingte Ausfälle zu verzeichnen und vor allem die Fachkräfte auf lange Sicht in ihrem Job zu halten. Um die Angestellten für dieses Thema zu sensibilisieren, vor allem Fachkräfte die aktuell noch nicht an chronischen Rückenbeschwerden leiden, ist es wichtig, zuerst die gesundheitlichen Risiken aufzuzeigen, die dieser Beruf und die oftmals ungünstigen Körperhaltungen auf Dauer mit sich bringen. Diese Aufklärung und Wissensvermittlung wird ebenfalls ein Ziel der Intervention sein.

Innerhalb der Praxis ist für alle Teilnehmer/ -innen die gleiche Intervention geplant.

3. Theoretischer Hintergrund

3.1 Intervention-Mapping-Ansatz nach Bartholomew

Um einen strukturierten Entwicklungsprozess zu erhalten, sollte eine Intervention zur Gesundheitsförderung auf einem Planungsmodell basieren. Zur Erarbeitung der „Intervention zur Prävention von Rückenleiden bei Arbeitnehmern in einer Zahnarztpraxis" wurde der Intervention-Mapping-Ansatz nach Bartholomew (= IMA) verwendet. Dieser wurde „speziell zur Interventionsentwicklung im Bereich der Gesundheitsförderung konzipiert" (Wartha, 2013, S. 8) und besteht aus sechs grundlegenden Arbeitsschritten: 1) Bedarfsanalyse, 2) Erstellen einer Planungsmatrix, 3) Theoriebasierte Methoden und Strategien, 4) Programmplanung, 5) Planung zur Umsetzung und Implementierung (dieser Punkt wird in der Intervention nicht beachtet) und 6) Evaluationsplan. (vgl. Wartha, 2013, S. 9).

3.2 Biopsychosoziales Modell

Als Grundlage für die Ansätze der Methoden zur Zielerreichung gilt das biopsychosoziale Modell. Es beschreibt sowohl die biologischen und psychologischen, als auch die sozialen Faktoren für die Entstehung von Schmerzen oder Beschwerden und weist auf die Auswirkungen in diesen Bereichen hin. Dieses wurde hinsichtlich der Interventionsplanung genutzt, um herauszufinden, worauf ein besonderes Augenmerk gelegt werden sollte (vgl. Holme, 2012, o. S.). Das biopsychosoziale Modell wird vor allem für die Planung des mit Sport und Aktivitäten verbundenen Teils der Intervention genutzt.

3.3 Sozial-kognitive Theorie nach Bandura

Ein weiteres theoretisches Rahmenmodell, welches der bestmöglichen Umsetzung einer Verhaltensänderung durch die Intervention dienen soll, ist die sozial-kognitive Theorie nach Bandura. Relevant ist sie bei dem Teilziel, welches sich mit der Wissensvermittlung über Rückenkenntnisse beschäftigt. Nach Bandura wird „das Lernen als aktive, kognitiv gesteuerte Verarbeitung von Erfahrungen definiert" (Spektrum, 2000, o. S.). Der menschliche Lernvorgang beruht also auf der geistigen Aktivität dieser Spezies und es reicht nicht allein aus, dass bestimmte Vorgänge nur wiederholt dargestellt werden. Erst, wenn einem Menschen klar wird, mit welchen Konsequenzen er bei bestimmtem Verhalten zu rechnen hat, kann davon ausgegangen werden, dass er/ sie aktiv, selbstgesteuert und geplant handeln wird. Verstärkt werden kann dieses Verhalten durch positive Ereignisse nach der Verhaltensänderung oder Belohnungen, aber auch durch „Beobachtung und nachfolgender Beurteilung des Verhaltens anderer" (Spektrum, 2000, o. S.).

3.4 Prozessmodell gesundheitlichen Handelns

Das Prozessmodell gesundheitlichen Handelns gehört ebenfalls zu den Grundlagen, auf welche die Intervention basiert. Dieses Modell soll dabei helfen, eine positive, fördernde Lebensweise zu beginnen und aufdecken, in welchen Phasen beispielsweise Motivations-schwankungen bei den Menschen entstehen. Genau dort soll dann eingegriffen werden, um das Scheitern zu verhindern. Nach dem Modell wird eine Handlung in die motivatio-nale, volitionale und aktive Phase unterteilt, durch die alle Teilnehmer während der In-tervention durchgeführt werden. Besondere Anwendung findet das sogenannte „HAPA-Modell" im aktiven Teil dieser Intervention (vgl. Kunze, 2011, S. 1-2). Zur Unterstützung bei der Entwicklung einer aktiveren und rückenschonenderen Lebensweise dienen Fit-nesstrainer und Sporttherapeuten.

3.5 Studienbasiertes körperliches Training

Neben den beschriebenen Theorien, wurde für diese Intervention auch körperliches Trai-ning angewendet, was sich in vielen vorangegangenen Studien über die Rückengesund-heit als positiv und erfolgreich erwies. Hierbei wird speziell auf Rumpftrainings-Maß-nahmen eingegangen, welche die Rückenmuskulatur stärken sollen. Um auch während der Arbeitszeit für einen Ausgleich beziehungsweise präventives Training zu sorgen, ist die Anwendung verschiedener Ausgleichsübungen vorgesehen.

4. Aktueller Forschungsstand

Zwar gelten Rückenschmerzen als „die häufigste Ursache für Arbeitsunfähigkeiten" (Pluto/ Zober, 2002, S. 1) und Schätzungen zu Folge haben 70% der Menschen aus den Industriestaaten mindestens einmal in ihrem Leben Probleme mit Beschwerden im Be-reich des Rückens, dennoch sind Programme und Interventionen, die Erkrankungen und Beschwerden im Bereich der Wirbelsäule und des Rückens vorbeugen sollen, sehr rar. Grund dafür ist vermutlich der Punkt, dass die Ursachen und Erklärungen für jegliche

Rückenschmerzen nicht befriedigend sind. So kann es teilweise vorkommen, dass weder kausale Therapien, noch symptomatische Behandlungen möglich sind (vgl. Pluto/ Zober, 2002, S. 1). Außerdem bestätigen Wippert et al. den Punkt, „dass sich wenige Programme für den langfristigen und individualisierten Einsatz im Alltag eignen" (Wippert et al., 2015, S. 3), was ebenfalls nicht für ein verbreitetes Vorkommen solcher Interventionen spricht.

Durch die Rarität der Interventionen zur Prävention und Behandlung von Rückenbeschwerden, wurde nur eine frei zugängliche Studie aus dem Jahr 2015 gefunden und für die Erstellung eines Forschungsstands verwendet. Weitere Studien stammen aus dem Zeitraum von 2002 bis 2012.

Die meisten Programme wurden unter Berücksichtigung von körperlichem und verhaltenstherapeutischem Training entwickelt. Oftmals wurde es mit kognitiv-behavioralen und psychophysiologischen Techniken verbunden, um Rückenschmerzen vorzubeugen oder zu verringern (vgl. Wippert et al., 2015, S. 1-2).

Die „MiSpEx-Intervention" gegen Rückenschmerzen beispielsweise konnte anhand einer randomisierten, kontrollierten klinischen Studie eine Reduktion der von starken Rückenschmerzen betroffenen Menschen nachweisen. Angewendet wurden hier spezielle Rumpftrainings-Maßnahmen in Verbindung mit verhaltenstherapeutischen Maßnahmen über einen Zeitraum von zwölf Wochen (vgl. Mayer et al., o. J., S. 1).

Eine weitere Senkung des Krankenstands durch Rückenbeschwerden konnte durch ein Programm zur Verhaltensprävention verzeichnet werden. Hier wurde zum einen tägliche Arbeitsplatzgymnastik, verbunden mit Entspannungs- und Atemübungen durchgeführt und zum anderen präventive Rückenschulkurse angeboten. Die ergonomische Verbesserung des Arbeitsplatzes und -umfeldes trug ebenfalls zur Senkung bei (vgl. Pluto/ Zober, 2002, S. 2-4).

Müller et al. dagegen schreiben in ihren erstellten Europäischen Leitlinien für die Wirksamkeit von Maßnahmen zur Prävention von Rückenschmerzen, dass es keine alleinige Intervention gäbe, die effektiv das generelle Problem der Rückenschmerzen verhindern könne. Grund dafür sei die Multidimensionalität dieses Bereiches. Als weitestgehend gut funktionierender Ansatz für eine Intervention würde allerdings eine Kombination aus körperlicher Aktivität und der Aneignung biopsychosozialer Informationen gelten. (Vgl. Müller et al., 2005, S. 2).

Krummenauer et al stellen in ihrer Studie neben der multimodalen Schmerztherapie (bestehend aus „Bewegung, Schulungen, Entspannungstechniken und [der] Behandlung mit Medikamenten" (IQWiG, 2018, S. 3) auch die „Matrix/ Rhythmus-Therapie" vor (vgl. Krummenauer et al., 2009, S. 1). Diese Behandlungsform gilt „als Alternative und Ergänzung zu wissenschaftlich begründeten Behandlungsmethoden der Schulmedizin" (Tunc, o. J., o. S.). Sobald der Körper nicht mehr in der Lage ist, Eigenschwingungen für die Entsorgung von Stoffwechsel-Produkten zu erzeugen, werden sie innerhalb dieser Theorieanwendung künstlich aufgebaut. Da es für diese Methode noch keine hinreichenden wissenschaftlichen Belege gibt, ist sie aktuell noch umstritten. Krummenauer et al kamen zu einem ähnlichen Ergebnis. Als Zusatz zum multimodalen Konzept, „konnte kein eigenständiger Patienten-seitiger Nutzen der Matrix/ Rhythmus-Therapie attestiert werden" (Krummenauer, 2009, S. 6). Hier bedarf es also zur hinreichenden Sicherung noch weiterer Studien aus diesem Bereich.

5. Interventionsplanung

Wie in dem Teil des theoretischen Hintergrunds bereits erwähnt, geschieht die Interventionsplanung anhand des Intervention-Mapping-Ansatzes nach Bartholomew. Gestartet wird mit der Bedarfsanalyse. Da diese bereits im ersten Punkt der Seminararbeit ausführlich erfolgte, wird hier nur noch eine kürzere Fassung ihren Platz finden.

5.1 Bedarfsanalyse

Die Zielgruppe der Intervention ist das Team einer Zahnarztpraxis, welches für die Bereiche Stuhlassistenz und Prophylaxe zuständig ist. Da sich die Arbeitnehmer überwiegend am Patienten aufhalten, also einer sitzenden Tätigkeit nachgehen und körperunfreundliche Positionen einnehmen, treten häufig Rückenbeschwerden und auch Schmerzen im Bereich der Schultern auf. Hauptziel dieser Intervention ist die Prävention dieser Beschwerden. Außerdem sollen die Angestellten für gesundheitsfördernde Maßnahmen sensibilisiert werden und ihre Rumpfmuskulatur stärken. Ein weiteres Ziel der Intervention ist die rückenfreundliche Gestaltung des Arbeitsplatzes, um allgemein gute

Voraussetzungen zu schaffen. Die spezifischen Ziele und Teilziele sind in der Planungs-matrix zu finden und wurden an bereits erfolgreich umgesetzte Programme angelehnt.

5.2 Planungsmatrix:

In der folgenden Planungsmatrix sind die einzelnen Ziele, verbunden mit den Determi-nanten, zur Umsetzung angewandten Methoden und den Möglichkeiten zur späteren Eva-luation aufgelistet.

Planungsmatrix der Intervention:

Ziel	Determinanten	Methode	Evaluation
Hauptziel: Prävention von arbeitsbedingten Rückenschmerzen	Unvorteilhafte Körperhaltung, nicht ergonomische Arbeitsplatzgestaltung, zu wenig Ausgleich zur Arbeit	Ergonomische Gestaltung des Arbeitsplatzes, biopsychosoziales Modell, Anwendung expliziter Rückenübungen	Fragebogen, Fitness-Check
1. Teilziel: Aufklärung über die Entstehung von Rückenschmerzen/ Wissensvermittlung	Unwissenheit, kein Interesse am Thema	Sozial-kognitive Theorie, biopsychosoziales Modell	Kleiner Vortrag über relevante Themenbereiche
2. Teilziel: Stärkung von Rumpfbeweglichkeit und Rückenmuskulatur	Mangel an Bewegung, Zeitmangel, Motivationsmangel	Spezifische Rückenübungen im Fitnessstudio und während der Arbeit, Prozessmodell gesundheitlichen Handelns	Fitness-Check

3. Teilziel: Gestaltung eines rückenfreundlichen Arbeitsumfeldes	Fehlen von ergonomischen Stühlen, falsche Einrichtungen	Austausch von unangemessenem Mobiliar	Checkliste

Das Hauptziel dieser Intervention ist die Prävention von arbeitsbedingten Rückenschmerzen. Diese werden oftmals durch unvorteilhafte Körperhaltungen am Behandlungsstuhl in Verbindung mit nicht ergonomischen Arbeitsplätzen ausgelöst. Teilweise sind sie auch auf zu wenig Ausgleich zur täglichen Arbeitshaltung zurückzuführen. Um das Ziel zu erreichen und die Determinanten zu beseitigen, soll der Arbeitsplatz im Rahmen der Intervention ergonomisch einwandfrei gestaltet werden und explizite Rückenübungen im Alltag der Berufstätigen Anwendung finden. Um zu schauen, ob die Intervention dieses Ziel erreichen konnte, wird nach dem Abschluss ein Fragebogen ausgehändigt und ein Fitness-Check durchgeführt.

Auf dem Weg zum Hauptziel sind verschiedene Teilziele verankert. Eines davon ist die Aufklärung über die Entstehung von Rückenschmerzen, weil sich viele Menschen noch gar nicht mit dem Thema beschäftigt haben. Um Rückenschmerzen zu vermeiden, muss daher erst einmal vermittelt werden, woher diese kommen und wie diese entstehen. Wenn die Wissensvermittlung erfolgte, soll die Gruppe von Teilnehmerinnen selbst einen Vortrag über die Rückengesundheit vorbereiten, um zu überprüfen, ob die Grundlagen verstanden wurden.

Aufbauend auf den theoretischen Teil, folgt die Stärkung der Rumpfbeweglichkeit und der Rückenmuskulatur. Bei vielen Menschen ist diese nicht ausreichend, was zurückzuführen auf Bewegungs-, Zeit und auch Motivationsmangel ist. Innerhalb des Programmes soll dieses durch spezifisch angepasste Rückenübungen von einem Fitnesstrainer geändert werden. Zu Beginn und zum Ende des Programms wird eine Analyse des Körpers vorgenommen, um Erfolge oder im schlechten Fall Misserfolge zu verzeichnen.

Das letzte Teilziel ist die Gestaltung eines rückenfreundlichen Arbeitsumfeldes. Diese gilt ebenfalls als Grundvoraussetzung für eine erfolgreiche Prävention von arbeitsbedingten Rückenschmerzen. Hier soll fehlendes oder unpassendes Mobiliar ergänzt oder ausgetauscht werden. Anhand einer zusammengestellten Checkliste kann dieses überprüft werden.

5.3 Theoriebasierte Methoden und Strategien

Durch die Anwendung verschiedener Methoden und Theorien, werden innerhalb der Intervention sowohl verhaltens- als auch verhältnispräventive Maßnahmen durchgeführt. Während die Wissensvermittlung und die speziellen Rückenübungen am Verhalten der Teilnehmer/ -innen ansetzen sollen, gilt die Gestaltung eines rückenfreundlichen Arbeitsplatzes als Verhältnisprävention der Rückenbeschwerden.

5.3.1 Biopsychosoziales Modell

Wie schon im Punkt zwei „Theoretischer Hintergrund" erwähnt, gilt das biopsychosoziale Modell als Erklärungsmodell für die Schmerzentstehung. In diesem Fall wird es auf die Entstehung von arbeitsbedingten Rückenschmerzen angewendet und wird somit vor allem im Rahmen des theoretischen Teils der Intervention berücksichtigt. Hier werden den Teilnehmern unter anderem die körperlichen und biologischen Bedingungen der Schmerzentstehung erklärt und psychische, sowie auch soziale Aspekte des Rücken- und Schulterschmerzes beschrieben. Von Ungeduld und Unwohlsein sein bis hin zu Schonhaltungen, die auf Schmerzen zurückzuführen sind, sollen jegliche Auswirkungen kurz durchgesprochen werden, um die Teilnehmer umfangreich zu belehren und den Umgang mit Rückenschmerzen zu erleichtern (vgl. Holme, 2012, o. S.).

5.3.2 Sozial-kognitive Theorie nach Bandura (SCT)

In der SCT werden Methoden, wie die Wissensvermittlung, die Selbstevaluierung und die Verstärkung verwendet. Sie gelten als geeignet für das Erreichen gesundheitsbezogener Verhaltensänderungen und werden daher auch in dieser Intervention angewendet. Beginnend mit der interaktiven Wissensvermittlung innerhalb der Lerngruppe, die gleichzeitig als sogenannte „Peergroup" anzusehen ist, sollen mit Hilfe des Sporttherapeuten, in der Funktion eines Beraters, anhand der Interventionsmaterialien Grundlagen über den Rücken erarbeitet werden. Außerdem soll ein Bewusstsein für das „Aktiv-Werden" durch die Eigenwahrnehmung entwickelt werden. Dieses soll durch die Selbstreflexion und eventuelle Vergleiche innerhalb der Gruppe passieren. Zum Abschluss der kurzen Seminare soll eine Präsentation über vermitteltes Wissen von der Gruppe gehalten werden. In der SCT wird hier die Methode der angeleiteten Verhaltensände-rung hinzugezogen.

Um die gelernten Inhalte auf lange Sicht zu erhalten und sie im besten Fall zu einer neuen Gewohnheit zu machen, darf die Verstärkung nicht fehlen, die in Form des Feedbacks erfolgen soll (vgl. Wartha et al., 2016, S. 4).

5.3.3 Prozessmodell gesundheitlichen Handelns

Um eine positive und erfolgreiche Veränderung des Gesundheitsverhaltens bezüglich der Prävention von Rückenleiden zu erlangen, ist es laut diesem Modell notwendig, verschiedene Phasen der Motivation und Volition zu durchlaufen. In der ersten Phase soll durch die Wissensvermittlung eine Risikowahrnehmung stattfinden und geklärt werden, welchen Risiken die Arbeitnehmer/ -innen in einer Zahnarztpraxis ausgesetzt sind. Hier spielt also die Wahrnehmung akuter Gefährdungen eine große Rolle. Außerdem soll eine Ergebniserwartung der Intervention aufgestellt und versucht werden die Teilnehmer im Rahmen der Selbstwirksamkeit von dem erfolgreichen Ausüben eines rückenfreundlichen und aktiven Verhaltens zu überzeugen.

Unterstützt werden soll der Erfolg durch eine strukturierte Handlungsplanung. Durch die Begleitung von Fitnesstrainern werden so genannte „Was-wann-Wo-Pläne" erstellt. So haben die Teilnehmer nicht nur genaue Vorgaben, wann welche Übungen ausgeführt werden sollen, sondern mögliche Verhaltensbarrieren können ebenfalls einfacher umgangen werden. So soll versucht werden, die an der Intervention teilnehmenden Personen auch nach Abschluss weiterhin für die Aufrechterhaltung ihrer Verhaltensänderung zu motivieren und aktiv zu bleiben (vgl. Fuchs, o. J., S. 4-5).

5.3.4 Studienbasiertes körperliches Training

In vielen Studien, wie sie bereits im Teil des aktuellen Forschungsstands beschrieben wurden, ist die Rede von körperlich-therapeutischen Maßnahmen, verbunden mit kognitiv-behavioralen und psychisch-physiologischen Techniken. Diese Kombination soll als erfolgsversprechend gelten und wurde somit auch für diese Intervention angewendet. Während die kognitiven Techniken Anwendung im Bereich des theoretischen Teils finden, werden die körperlich-therapeutischen Maßnahmen unter Aufsicht eines Fitnesstrainers oder Sporttherapeuten in einem Fitnessstudio angewendet. Besonderes

Augenmerk wird hier auf die Stärkung der Rumpfmuskulatur und speziellen Ausgleichsübungen gelegt.

5.4 Programmplanung

„Um Rückenschmerzen zu vermeiden oder zu lindern, empfiehlt die Nationale Versorgungsleitlinie Kreuzschmerz regelmäßige körperliche Bewegung und Aktivität, Information und Schulung über die Entstehung und den Verlauf und die ergonomische Gestaltung von Arbeitsplätzen" (RKI, 2015, S. 70).

Angelehnt an diese Erkenntnis des Robert-Koch-Instituts, wurde die folgende Intervention entwickelt. Die Dauer der Intervention wurde auf zwölf Wochen ausgelegt, angelehnt an bereits mit Erfolg umgesetzte Interventionen. Trotzdem sollte beachtet werden, dass die Teilnehmer auch nach der Intervention mit gewissen Maßnahmen weitermachen sollten, um auf Dauer der Prävention nachzugehen.

Das Programm zur Prävention von arbeitsbedingten Rückenschmerzen ist dreigeteilt. Es beinhaltet einerseits die theoretische Wissensvermittlung von biopsychosozialen Grundlagen, vor allem hinsichtlich des Rückens und andererseits findet ein aktiver Part, teilweise in Kooperation mit einem Fitnessstudio, statt. Als dritter Bereich gelten die arbeitsorganisatorischen Maßnahmen mit der Gestaltung eines rückenfreundlichen Arbeitsumfeldes.

In Form von vier jeweils halbstündigen „Crash-Kursen" zum Thema „Der Rücken", soll ein grundlegendes Wissen über den menschlichen Rücken und die Wirbelsäule vermittelt werden. Ziel ist es, die Teilnehmer für dieses Gebiet zu sensibilisieren, verschiedene Arten von (arbeitsbedingten) Rückenbeschwerden zu erklären und zu ermöglichen, später selbst eine Einschätzung geben zu können, welche Übungen gegen welchen Schmerz beziehungsweise vorbeugend bei ersten Anzeichen, anzuwenden sind. Speziell wird hier auch auf die biologischen, psychischen und sozialen Auswirkungen von Schmerzen eingegangen. Außerdem dient es der Vorbereitung auf die Kurse im Fitnessstudio, um mit den Trainern auf einem hohem, aber verständlichen Niveau kommunizieren zu können.

Um die Arbeitnehmer/ -innen neben ihrer Arbeit nicht weiter zu belasten, wird wenn möglich, für die Kurz-Seminare ein Freiraum innerhalb der Arbeitszeit eingeräumt. So wird ebenfalls ermöglicht, dass alle Mitarbeiter/ -innen teilnehmen können. Anders als bei einem Frontalunterricht, wird der Kursleiter eher als Berater tätig und den Teilnehmern dabei helfen Informationen zu erarbeiten. Themenschwerpunkte sind hier die Anatomie und Physiologie der Wirbelsäule, die verschiedenen Muskeln des Rückens und der Aufbau, sowie die Funktion der Skelettmuskulatur. Außerdem sollen sie in die Richtung gelenkt werden, ein Verständnis für die Wichtigkeit vom „Aktiv-Sein" zu entwickeln. Für die Kurse wird ein Sporttherapeut, welcher auf den Bereich der arbeitsbedingten Rückenbeschwerden spezialisiert ist, gebucht. Im Rahmen der Seminare werden den Teilnehmern ebenfalls Grundsätze für ein rückenfreundliches Arbeiten am Behandlungsstuhl beigebracht und auf Übungen hingewiesen, die während der Arbeit durchgeführt werden können. Grundsätze auf die während der Behandlung geachtet werden sollte, sind das aufrechte und nicht verdrehte Sitzen, die dichte Haltung der Oberarme am Körper und das Aufstützen der angewinkelten Unterarme. Außerdem sollten die Füße flach auf dem Boden abgestellt werden und der Kopf nur leicht gesenkt werden (vgl. Kieschnick, 2019, o. S.). Zu den kurzen Übungen am Arbeitsplatz zählen Ausgleichsübungen für den Nacken und die Schultern und eine Ausgleichsbewegung für die Rumpfmuskulatur. Diese sind im „Anhang 1" mit Abbildungen zu finden (vgl. Gallasch, 2017, S.1).

Im Rahmen der Intervention wird eine Zusammenarbeit mit einem Fitnessstudio gestartet. Nach Abschluss der vier Kurz-Seminare werden alle Teilnehmer/ -innen der Intervention im Fitnessstudio vorstellig und es findet eine Anmeldung statt. Der Mitgliedsbeitrag für die zwölf Wochen wird vom Arbeitgeber getragen. Sobald die Formalitäten geklärt sind, soll das aktive Programm starten.

Zu Beginn der Intervention findet für jede teilnehmende Person ein Gesundheits-Check im Fitnessstudio statt. Hier werden Daten über den Körperfett- und Muskelanteil aufgenommen. Außerdem wird sich besonders der Schulter und Rückenbereich inklusive der Körperhaltung angeschaut. Zur weiteren Analyse des Ist-Zustands, wird allen Mitarbeiterinnen ein kurzer Fragebogen über Beschwerden am Bewegungsapparat vorgelegt, welcher ausgefüllt werden muss. Zu finden ist dieser im „Anhang 2". Die erhobenen Daten und Werte werden gesammelt, ausgewertet und aufbewahrt, um sie später bei der Evaluation als Vergleichswerte heranzuziehen.

Nach Abschluss der Datenerhebung und Einzelgesprächen zwischen Mitarbeitern und Fitnesstrainern über den aktuellen körperlichen Zustand startet das Training. Es findet in der gesamten Gruppe und unter ständiger Aufsicht eines Trainers statt. Dadurch ist die Möglichkeit einer speziellen Anpassung des Trainings für einzelne Personen gegeben und bei eventuell fehlerhaften Ausführungen kann sofort eingegriffen werden. Die Teilnahme ist an drei Kursen pro Woche (beispielsweise montags, mittwochs und freitags, da immer ein freier Tag zwischen den Einheit empfehlenswert ist) nach Arbeitsende Pflicht. Ein Kurs dauert 30 Minuten und beinhaltet zehn Übungen, die jeweils dreimal durchgeführt werden. Neben Übungen speziell für die Rückenmuskulatur, wie Kreuzheben, Rumpfheben, Beckenheben, Diagonale im Vierfüßlerstand und dem Katzenbuckel, sind auch Einheiten für den Schulterbereich und die allgemeine Rumpfstärkung vorgesehen (vorgebeugtes Seitheben, Liegestütz, Unterarmstütz). Da der Bauch als Gegengewicht für die Rückenmuskulatur dient, sind Übungen, wie Crunches und Seitstütz ebenfalls Teil der Trainingseinheiten. Die Auswahl von geeigneten Gewichten und Pausen geschieht durch den Trainer.

Für die rückenfreundliche Arbeitsplatzgestaltung soll anhand einer Checkliste (zu finden im „Anhang 3") geschaut werden, welches Mobiliar ausgetauscht oder ergänzt werden muss, um der Ergonomie zu entsprechen. Dieses Ziel wird zusammen mit dem Chef/ der Chefin angegangen. Wird der Arbeitsstuhl betrachtet, muss auf eine dynamische, den Rücken unterstützende Rückenlehne geachtet werden. Außerdem sollte der Stuhl über eine neigbare Sitzfläche und eine Höhenverstellbarkeit verfügen. Wichtig ist auch, dass eine Beinfreiheit für den Behandler unter der Behandlungseinheit möglich ist, um seine Füße angenehm abzustellen. Bei der Behandlungseinheit selbst muss auf die gute Erreichbarkeit aller Bedienelemente und auf die Verfügung eines schwenkbaren Schwebetisches geachtet werden (vgl. Kieschnick, 2019, o. S.).

5.5 Evaluationsplan

Im letzten Schritt des Intervention-Mappings geht es um die Erstellung eines Evaluationsplans. Das Hauptziel der „Intervention zur Prävention von Rückenschmerzen bei Arbeitnehmern in einer Zahnarztpraxis" war es, dass die Zahnmedizinischen Fachangestellten, die bereits teilweise mit Rückenschmerzen zu tun hatten, über einen längeren

Zeitraum beschwerdefrei sind. Außerdem sollte sich ihre Rückenmuskulatur verstärken und ein Grundwissen über Rückenprobleme vermittelt werden.

Zwölf Wochen nach dem Start der Intervention werden die Mitarbeiterinnen und Mitarbeiter für ein Feedback-Gespräch inklusive einer Befragung eingeladen. Es findet also keine Prozess-, sondern eine Ergebnis-Evaluation statt. Nacheinander wird jede/ -r von ihnen einzeln in einen abgetrennten Raum hineingebeten. Hier trifft er/ sie auf einen ausgebildeten Trainer beziehungsweise eine Trainerin des kooperierenden Fitnessstudios, welche die Intervention auch begleiteten. Zuerst wird erneut ein Gesundheitscheck jeder Teilnehmerin/ jedes Teilnehmers durchgeführt, wie auch schon zu Beginn der Intervention. Hier wird der Muskelzuwachs, vor allem im Bereich des Rückens überprüft und die Körperhaltung nach dem Programm analysiert, um zu schauen, ob eine Stärkung der Rückenmuskulatur und Rumpfbeweglichkeit entstanden ist.

Anhand eines kleinen Fragebogens (zu finden im „Anhang 4"), welcher dem Fragebogen zu Beginn der Intervention ähnelt, werden die Teilnehmerinnen nach ihren Erfolgen befragt. Der Fragebogen befindet sich im „Anhang 4". Zusätzlich zu den Fragen über die eigene körperliche Gesundheit und Verbesserung des Gesundheitszustands, werden auch Fragen über die Intervention allgemein gestellt, um ein kurzes Feedback zu erhalten. Um nachzuvollziehen, in wie weit die Teilnehmer/ -innen die Grundlagen über die Entstehung von Rückenbeschwerden etc. verstanden haben, werden sie gebeten, selbst als Gruppe einen kleinen Vortrag über die wichtigsten Inhalte zu halten. Überprüft und verbessert wird dieser vom Fitnesstrainer, welcher zu Beginn die Seminare gehalten hat.

Im Rahmen der Verhältnisprävention sollte das Mobiliar der Zahnarztpraxis auf Ergonomie überprüft und bei Bedarf ausgetauscht werden. Gehalten wurde sich dabei an ergonomische Vorgaben für den Aufbau des Behandlungsstuhles. Um zu überprüfen, ob die Ansprüche erfüllt wurden, wurde eine Art Checkliste ausgehändigt, die im „Anhang 3" zu finden ist.

Die Ergebnisse der Evaluation werden nach der Auswertung und bei Zustimmung der Teilnehmer/ -innen mit allen kommuniziert.

Zur exakten Evaluierung der Erfolge dieser Intervention, wäre es sinnvoll über eine Kontrollgruppe zu verfügen. Allerdings ist das Schmerzempfinden jedes einzelnen Menschen sehr subjektiv und kann nicht optimal mit anderen verglichen werden. Auch wirken sich die verschiedenen Trainingseinheiten sehr individuell aus, was einen richtigen Vergleich anhand eines Vorher-Nachher-Designs mit einer Kontrollgruppe erschwert. Bei Bedarf kann also mit einer Kontrollgruppe gearbeitet werden, die nur die theoretischen Bestandteile der Intervention durchführt und auf den praktischen Teil verzichtet. Optimale Kontrollwerte sind allerdings nicht zu erwarten.

6. Praxistransfer

Die Intervention zur Prävention von Rückenschmerzen bei Arbeitnehmern in einer Zahnarztpraxis ist ein Programm, welches auch in der Zahnarztpraxis, wo ich tätig bin, gut umsetzbar ist.

Die besagte Zahnarztpraxis besteht aus zwei Zahnärzten und ihrem Team. Sie bietet eine allgemeinzahnärztliche Sprechstunde an und behandelt schwerpunktmäßig auch im Bereich der zahnärztlichen Schlafmedizin und Prophylaxe. Da sich die Intervention vor allem an das Personal aus der Assistenz und der Prophylaxe richtet, wird es in diesem Fall an fünf weiblichen Angestellten im Alter von 18 bis 33 Jahren angewendet. Von ihnen leidet keiner an chronischen Rückenschmerzen, teilweise wird aber besonders am Ende des Arbeitstages über Beschwerden in dem Bereich geklagt.

Da sich die Chefin der Zahnarztpraxis sehr um ihre Mitarbeiterinnen sorgt und auch im Bereich des betrieblichen Gesundheitsmanagements schon gut aufgestellt ist, wird eine gute Unterstützung ihrerseits vermutet. Auch die fünf Mitarbeiterinnen kümmern sich viel um ihre Gesundheit und würden dieser Intervention positiv gegenüber stehen. Da eine Angestellte im letzten Jahr aufgrund starker Beschwerden im Rücken- und Schulterbereich die Praxis verlassen musste und es ihr nicht mehr möglich war in diesem Beruf tätig zu sein, wurden die Mitarbeiterinnen schon für dieses Themengebiet sensibilisiert, sodass ein hohes Interesse und damit auch eine gute „Complience" zu erwarten ist.

Nach Absprache mit der Chefin, kann für die Kurz-Seminare über notwendige Wissensgrundlagen die Sprechstunde um jeweils 30 Minuten an vier Tagen verkürzt werden, um diese dort unterzubringen. Geplant sind die Kurse in der Zeit von 12:30 Uhr bis 13:00 Uhr, worauf die Mittagspause folgt. So können alle Mitarbeiterinnen, die in Vollzeit beschäftigt sind, ohne Probleme an ihnen teilnehmen. Die Leitung der Kurse übernimmt ein Fitnesstrainer aus dem Fitnessstudio, was sich vorteilhafterweise direkt unter der Zahnarztpraxis befindet. Er wird für diese Zeit also nur kurz in die Zahnarztpraxis kommen, um die Kurse im Ärztebüro der Praxis durchzuführen. So werden sich gleichzeitig Anfahrtskosten erspart.

Auch für den aktiven Teil der Intervention geht die Zahnarztpraxis eine Mitgliedschaft bei dem besagten Fitnessstudio im Erdgeschoss des Gebäudes ein. Der monatliche Beitrag für eine Person beträgt 19,99€, was für die fünf Mitarbeiterinnen für drei Monate gesehen, auf eine Summe von 299,85€ hinauslaufen würde. Diese Kosten werden von der Chefin getragen, da sie die Gesundheit ihrer Mitarbeiterinnen fördern möchte. Nach der Laufzeit der Intervention müssten sie ihren Beitrag dann allerdings selbst übernehmen, falls eine Mitgliedschaft weiterhin bestehen soll. Die Trainingskurse sollen nach der Arbeit stattfinden, sodass nach Absprache mit den Mitarbeiterinnen und dem Fitnessstudio Zeiten festgelegt werden. Da immer ein Tag Pause zwischen den Trainingseinheiten empfohlen wird und die Zahnarztpraxis Samstag geschlossen ist, wird sich auf Montag 19 Uhr, Mittwoch 19 Uhr und Freitag 13 Uhr geeinigt.

Der Bereich der Intervention, welcher sich mit der rückenfreundlichen Gestaltung der Arbeitsplätze beschäftigt, wird neben der theoretischen und praktischen Verhaltensprävention durchgeführt. Vorgesehen ist, dass die Zahnärztin gemeinsam mit den fünf Angestellten die Behandlungszimmer betrachtet, Verbesserungsvorschläge sammelt und sich austauschwürdige Möbel notiert. Da das Mobiliar in einer Zahnarztpraxis nicht sehr kostengünstig ist, bedarf der Austausch bzw. die Erneuerung gewisser Gegenstände umfangreicher Planung und kann vermutlich nicht innerhalb kürzester Zeit umgesetzt werden. Dennoch ist allein die Beschäftigung mit diesem Thema ein Start für eine gesündere und rückenfreundlichere Praxisgestaltung.

Wie schon erwähnt, scheint diese Intervention also recht gut umsetzbar für eine Praxis, vor allem mit einem etwas kleineren Team, zu sein. Die Kosten für Mitgliedsbeiträge und Kurse halten sich relativ gering und auch die Planung hinsichtlich passender Termine funktioniert mit einer Gruppengröße von fünf Personen noch optimal. Schwerer umzusetzen wird diese Intervention wahrscheinlich in größeren Betrieben sein. Hier bedarf es einer wesentlich intensiveren Planung und natürlich auch eines höheren Budgets. Außerdem muss ein Fitnessstudio gefunden werden, was sich zum einen in der Nähe befindet, um die Mitarbeiter nicht mit zu langen Wegen zu belasten und sich zum anderen auch speziell mit der Vorbeugung von Rückenschmerzen beschäftigt. Hinzu kommt, dass der Chef/ die Chefin überhaupt erst zustimmen muss. Wenn dieser/ diese eine Unterstützung und Förderung auf diesem Bereich nicht als sinnvoll ansieht, kann solch eine Intervention erst gar nicht stattfinden. Anders wäre es, wenn sich die Arbeitnehmer außerhalb ihrer Arbeit Zeit für notwendige Kurse nehmen würden und die Mitgliedsbeiträge, sowie Kosten für die kleinen Vorträge selber tragen.

Insgesamt ist die Intervention zur Prävention von Rückenschmerzen bei Arbeitnehmern in einer Zahnarztpraxis also bei fehlender Unterstützung seitens des Arbeitgebers nicht angeraten.

Ein weiterer Punkt, der für den Erfolg der Intervention beachtet werden muss, ist die Beteiligung und „Complience" der Angestellten an sich. Wird sich Fachwissen aufgrund fehlenden Interesses nicht angeeignet und werden beispielsweise Übungen zur Entlastung des Rückens während der Arbeitszeit nicht durchgeführt, wird sich das Programm voraussichtlich nicht als hilfreich erweisen. Ebenfalls wichtig zu erwähnen ist, dass der Mitgliedsbeitrag im Fitnessstudio nur für den Zeitraum der Intervention vom Chef übernommen wird, obwohl eine weitergehende Mitgliedschaft empfehlenswert sein würde. Hier muss jeder Arbeitnehmer selbst schauen, als wie wichtig es angesehen wird und kann bei Bedarf mit seinem Arbeitgeber verhandeln.

Insgesamt ist die Intervention zur Prävention von Rückenschmerzen bei Arbeitnehmern in einer Zahnarztpraxis also eine Intervention, die nicht nur aufgrund der Rarität von Rückenschulen sinnvoll ist, sondern bei guter Mitarbeit des Teilnehmers und Unterstützung des Arbeitgebers in allen Bereichen, erfolgreich sein könnte.

7. Anhang

„Anhang 1: Functional Training am Zahnarztstuhl"

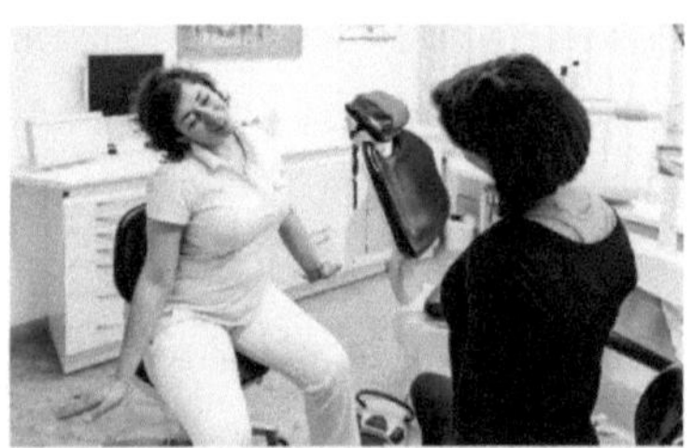

*„Der skeptische Pinguin" – Ausgleichsübung für Nacken,
Schultern, Hände und Augen*

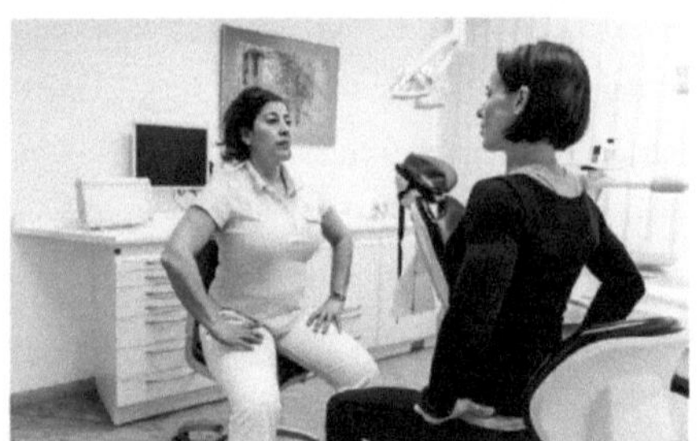

*„Die Becken-Wippe mit Weitblick" – Ausgleichsbewegung
für Rumpfmuskulatur und Augen*

(vgl. Gallasch, 2017, S. 1-2)

„Anhang 2: Fragebogen über Beschwerden am Bewegungsapparat (zu Beginn der Intervention durchzuführen)"

1. Hatten sie bislang, vor allem in letzter Beschwerden im Bereich des Rückens/ der Schultern? Wenn ja, wie oft und wo genau?

2. Wann treten die Beschwerden meistens auf?

3. Haben die Beschwerden Ihre Aktivitäten eingeschränkt? (beruflich/ Freizeit)

4. Wurde bezüglich der Beschwerden schon einmal ein Arzt aufgesucht?

(eigenständig entwickelt)

„Anhang 3: Checkliste zur Förderung der Rückengesundheit von Arbeitnehmern und zur Ergonomie (für die Führungskraft)"

- ✓ In jedem Raum befinden sich ergonomische Arbeitsstühle (Büro, Assistenz)
- ✓ Die Behandlungsstühle sind auf die Bedürfnisse jedes Mitarbeiters/ jeder Mitarbeiterin einstellbar
- ✓ Die Behandlungen sind so einbestellt, dass ein angemessenes Arbeitstempo ermöglicht wird

- ✓ Die Mitarbeiter erhalten bei Bedarf eine fachliche Unterstützung bei der Aufgabenbewältigung Ein Arbeitsstuhl mit dynamischer Rückenlehne unterstützt den Rücken und richtet Wirbelsäule auf.
- ✓ Ein Arbeitsstuhl mit neigbarer Sitzfläche stabilisiert die Sitzposition.
- ✓ Höhenverstellbarer Arbeitsstuhl
- ✓ Die Beinfreiheit unter der Rückenlehne der Behandlungseinheit ist elementar.
- ✓ Alle Bedienelemente müssen gut erreichbar sein; idealerweise verfügt die Behandlungsreinheit über ein schwenkbares, variables Tray
- ✓ Regelmäßige Teilnahme an Schulungen zum Thema Ergonomie am Arbeitsplatz, um immer auf dem aktuellsten Stand zu sein

(teilweise eigenständig entwickelt und vgl. Kieschnick, 2019, o. S.)

„Anhang 4: Fragebogen zur Evaluation der Intervention"

1. Sind innerhalb der zwölf Wochen Rücken-/ Schulterbeschwerden aufgetreten? Wenn ja, auch zur gleichen Zeit?

2. Haben Sie sich beruflich und auch in Ihrer Freizeit freier und uneingeschränkter gefühlt?

3. Konnten Sie eine Verbesserung hinsichtlich ihres Bewegungsapparates feststellen?

4. Hat Ihnen die Intervention allgemein gefallen?

5. Wurde alles verständlich vermittelt und konnten sie alle Übungen ohne Probleme ausführen?

6. Werden Sie weiterhin gewisse Übungen zu Hause durchführen oder sogar die Mitgliedschaft im Fitnessstudio weiterführen?

(eigenständig entwickelt)

8. Literaturverzeichnis

8.1 Zeitschriftenartikel

1) Hanssen, Anja (2019): Fehler sind Meilensteine, in: BGWmagazin, 4/19, S. 9

8.2 Internetquellen

1) DAK Gesundheit (2018): DAK Gesundheitsreport 2018, (03.2018), <https://www.dak.de/dak/bundesthemen/gesundheitsreport-2018-2108874.html> (S. 1) [25.01.2020]

2) Fritsch, Kirsten (2019): Rückenschmerzen nach Region, (05.2019), <https://www.apodiscounter.de/ratgeber/rueckenschmerzen/nach-region/> [25.01.2020]

3) Fuchs, Reinhard (o. J.): Modelle des Gesundheitsverhaltens,< https://boris.unibe.ch/15862/1/Gesundheitsverhalten_und_Lebensstile.pdf > (S. 4-5) [25.01.2020]

4) Gallasch, Ellen (2017): Functional Training am Zahnarztstuhl, (05.2017), <file:///D:/Literatur%20Gesundheitspsychologie/Gallasch2017_Article_FunctionalTrainingAmZahnarztst.pdf > (S. 1-2) [25.01.2020]

5) IQWiG (2012): Rücken- und Kreuzschmerzen, (02.2012), <https://www.gesundheitsinformation.de/rueckenschmerzen.2378.de.pdf?all_backgrounds=0&all_details=0&all_lexicons=0&all_reports=0&overview=1&print=1&theme=0 > (S. 3) [25.01.2020]

6) IQWiG (2018): Fibromyalgie (02.2018), <https://www.gesundheitsinformation.de/fibromyalgie.2607.de.pdf?all_backgrounds=0&all_details=0&all_lexicons=0&all_reports=0&detail*behandlungxx=1&overview=0&print=1&theme=0 > (S. 3) [25.01.2020]

7) Kieschnick, Annett (2019): Ergonomie in der Zahnarztpraxis: Das sollten Sie beachte (01.2019), < https://henryschein-mag.de/praxis/ergonomie-in-der-zahnarztpraxis/ > [25.01.2019]

8) Krummenauer, F. et al. (2009): Randomisierte klinische Studie zur Wirksamkeit einer Kombination aus Matrix/ Rhythmus-Therapie und multimodaler stationärer Schmerztherapie bei Patienten mit chronischen lumbalen Rückenschmerzen (06.2009),

<file:///D:/Literatur%20Gesundheitspsychologie/s-0029-1243607.pdf > (S. 1-3)
[25.01.2020]

9) Kunze, Claudia (2011): Das Prozessmodell gesundheitlichen Handelns (HAPA),
(2011), <https://impulsdialog.de/ueber_uns/blog/das-prozessmodell-br-gesundheitli-chen-handelns-hapa> [25.01.2020]

10) Mayer, F. et al. (o. J.): MSB – Machbarkeitsstudie B, <https://mispex.de/wp-con-tent/uploads/2016/10/Website-MiSpEx-MSB.pdf > (S. 1) [25.01.2020]

11) Müller, G. et al. (2005): Evidenz für die Wirksamkeit von Maßnahmen zur Präven-tion von Rückenschmerzen – Europäische Leitlinien (06.2005), <file:///D:/Litera-tur%20Gesundheitspsychologie/s-2005-858693.pdf> (S. 1-3) [25.01.2020]

10) Pluto, Rolf-Peter; Zober, Andreas (2002): Betriebliche Gesundheitsförderung,
(2002), <file:///D:/Literatur%20Gesundheitspsychologie/Pluto-Zober2002_Article_Be-trieblicheGesundheitsförderu.pdf > (S. 1-8) [25.01.2020]

12) Robert Koch Institut (2015): Gesundheit in Deutschland, (11.2015),
<https://www.rki.de/DE/Content/Gesundheitsmonitoring/Gesundheitsberichterstat-tung/GesInDtld/gesundheit_in_deutschland_2015.pdf?__blob=publicationFile> (S. 69-70) [25.01.2020]

13) Spektrum (2000): sozial-kognitive Lerntheorie, (2000), <https://www.spekt-rum.de/lexikon/psychologie/sozial-kognitive-lerntheorie/14567> [25.01.2020]

14) Tunc, Zeynep (o. J.): Ein innovatives Ergebnis aus aktueller Forschung,< http://mar-hythe-systems.de/de/die-therapie/ > [25.01.2020]

15) Wartha, O. et al. (2016): Entwicklung eines settingspezifischen Gesundheitsförder-programms durch die Verwendung des Intervention-Mapping-Ansatzes: „Komm mit in das gesunde Boot – Kindergarten" (03.2016), <https://campus.bildungscent-rum.de/nfcampus/plpd/d/1705798/Gruppe%201_Wartha2016.pdf > (S. 4) [25.01.2020]

16) Wartha, Olivia Janina (2013): Theoriegeleitete Entwicklung und Implementation ei-ner schulbasierten Intervention zur Gesundheitsförderung, (2013), <https://d-nb.info/1054045445/34> (S. 8-9) [25.01.2020] Holme, M. (2012): Biopsychosoziales
Modell für die Entstehung von chronischen Schmerzen, (2012),

<https://www.feldenkraispraxis-damm.de/chronische-schmerzen/biopsychosoziales-modell-auswirkung-chronischer-schmerzen/> [25.01.2020]

17) Wippert, P.-M. et al. (2015): Beschreibung und empirische Fundierung des verhaltenstherapeutischen Moduls der MiSpEx-Intervention (09.2015), <file:///D:/Literatur%20Gesundheitspsychologie/Wippert2015_Article_BeschreibungUndEmpirischeFundi.pdf> (S. 1-6) [25.01.2020]